# CHOLÉRA

## TRAITEMENT PRÉVENTIF & CURATIF

### PAR LE PUNCH FORTIFIANT & RÉPARATEUR

**ET PAR LE LINIMENT CONFORTATIF ET STIMULANT**

FORMULÉS

**Par le Docteur MENVILLE**

Chevalier de la Légion-d'Honneur, ancien aide de Clinique médicale de la Faculté de Médecine et des Hôpitaux de Paris, auteur de plusieurs ouvrages sur les maladies.



Le célèbre docteur Magendie avait compris ce que l'observation enseigne : que le caractère général, universel de toutes les épidémies du choléra, est de disposer à l'affaiblissement du corps, au relâchement des fonctions digestives ; que c'est dans le sang, dans l'altération de cette précieuse liqueur animale et dans une lésion des fonctions du système nerveux de la vie animale, qu'on peut trouver la cause et la nature de la maladie cholérique. C'est ce qui avait porté l'esprit actif et pénétrant de l'illustre Magendie à formuler le Punch tonique, qui avait obtenu les plus grands succès dans le traitement du choléra de 1832.

C'est aussi ce qui a conduit le docteur Menville à formuler le Punch fortifiant et réparateur et le Liniment stimulant, dont l'usage, soit pour lutter contre les progrès du mal, soit pour réveiller les fonctions organiques compromises par l'algidité, est toujours suivi d'un heureux résultat et est regardé comme le meilleur moyen d'une guérison radicale, la plus prompte et la plus sûre.

Le Punch fortifiant et réparateur recompose, refait le sang des cholériques, lui donne un principe de vie, de vitalité et de vigueur, fortifie la constitution, guérit tous les symptômes gastriques et nerveux.

En faisant usage du Punch fortifiant et réparateur et du Liniment confortatif et stimulant, moyens thérapeutiques les plus puissants, les mieux appropriés et les plus efficaces, que la science ait formulés, le cholérique sent bientôt son individualité se réveiller dans ses caractères essentiellement vitaux. L'action stimulante du Punch réparateur modifie heureusement les fonctions gastriques et intestinales, arrête aussitôt les vomissements, la diarrhée et les crampes, et réveille chez les malades une circulation plus large. Le développement lent et graduel du pouls s'élevant à une fréquence toujours modérée, le retour de la chaleur aux extrémités et à la langue, une respiration plus facile et plus large, une coloration plus ou moins rosée de la peau, qui perd sa teinte livide ou cyanique, semble devenir turgescente ; une modification telle dans l'apparence extérieure du malade, que d'un jour au lendemain, il semble avoir repris du corps, et on croit voir le malade sauter, pour ainsi dire, de la maladie à la guérison. On voit enfin qu'on a substitué la santé à la maladie.

EN VENTE CHEZ LES PRINCIPAUX LIBRAIRES

*Et chez l'Auteur, rue St-Florentin, 12, à Paris.*

1866

# NOTICE

—

Le cholérique sent une disparition complète des forces, le refroidissement des extrémités supérieures et inférieures, et du bout de la langue. Les ongles des pieds et des mains devenus bleus, une chaleur interne brûlante, des crampes, des mouvements convulsifs, une complète altération des traits, les yeux caves, entourés, ainsi que la bouche, d'une couleur bleu-noir qui envahit bientôt presque tout le visage ; un état de désordre absolu, rarement du délire, et enfin, une espèce de léthargie, précurseur de la mort.

Lorsque la maladie rétrograde par l'effet du traitement ou des efforts conservateurs de la nature, les symptômes se modifient, diminuent, disparaissent; le pouls se régularise, le sommeil revient, le malade est en convalescence et les seules règles de la prudence le mettent hors de tout danger.

Souvent, pendant les accidents de la maladie, le malade éprouve une grande soif, un désir immodéré de boire de l'eau froide. Cette indication de la nature, ainsi que toutes les autres, ne doit pas être négligée par le physiologiste. On peut dans ce cas, donner au malade de l'eau fraîche par cuillerées, y mettre même une ou deux gouttes de jus de citron, s'il le sollicite par instinct; lui accorder aussi de petits morceaux de glace dans la bouche. Par ce moyen si simple, l'on a vu souvent, en peu de temps, non seulement le malade délivré de cette soif inextinguible, mais encore entrer dans une douce et salutaire transpiration.

La réaction est d'autant meilleure que toutes les fonctions se rétablissent parallèlement, sans précipitation, avec le retour de la sécrétion urinaire, des exhalaisons cutanées, et qu'elle éveille chez le malade un sentiment de bien-être en rapport parfait avec les modifications obtenues. Chaque fois que les choses se passent ainsi, on voit les malades sauter, pour ainsi dire, de la maladie à la guérison, et le médecin observe avec bonheur une douce et parfaite harmonie dans le réveil et le rétablissement complet de toutes leurs fonctions.

Le calme de l'esprit est une des conditions les plus nécessaires au maintien de l'équilibre de notre économie animale, mais il n'est pas donné à tout le monde de l'obtenir. Il faut pourtant le rechercher pour éviter les atteintes du choléra, et c'est sans doute pour ne pas l'avoir trouvé que beaucoup de personnes y succombent.

C'est par un tourbillon d'inquiétudes, de craintes, de terreurs et de toutes les affections morales, que les populations sont d'abord préparées et ensuite disposées à succomber sous l'atteinte du choléra, et ce choléra, qui ne serait que le choléra naturel endémique de tous les climats, dans un temps de calme, ne prend celui des Indes que lorsque les dispositions morales favorables à son développement, portées au plus haut degré d'exaltation dans une population terrifiée, lui en présentent les conditions nécessaires.

Nous croyons que pour ceux qui ont consacré une partie de leur vie à quelque étude spéciale, c'est un devoir de faire connaître le résultat de leurs observations, surtout dans les graves circonstances dans lesquelles nous nous trouvons, alors que l'horrible fléau que nous pouvons combattre avec succès, fait de cruels ravages autour de nous et parmi nous.

# DESCRIPTION DU CHOLÉRA INDIEN & ÉPIDÉMIQUE

Au commencement du mois de septembre 1865, j'ai publié un opuscule sur le choléra et sur son traitement prophylactique et curatif. La réapparition du fléau, parmi nous, m'engage à présenter de nouveau une description exacte des symptômes prémonitoires et des signes graves et frappants qui caractérisent le choléra confirmé, et à faire connaître les heureuses modifications que j'ai introduites dans la médication des symptômes cholériques, en formulant un nouveau traitement, qui, basé sur la cause et la nature de cette grave maladie, est regardé comme le meilleur moyen d'une guérison radicale, la plus prompte et la plus sûre.

Au moment où nous commençons cette publication, nous avons la douleur et le regret d'apprendre que deux de nos honorables confrères de Paris, MM. les docteurs Gibert, membre de l'Académie de Médecine, et Franck Chaussier, fils de l'illustre Chaussier, viennent de succomber à une attaque de l'épidémie régnante.

Le caractère général, universel, de toutes les épidémies du choléra, est de disposer au relâchement des voies digestives et de favoriser l'excrétion plus ou moins abondante des matières liquides sécrétées à la surface de l'intestin. Cette fréquence de la diarrhée a conduit naturellement à la placer au premier rang des symptômes cholériques et à la considérer comme un avertissement de l'imminence du péril, alors qu'il était encore temps de le conjurer; c'est pour celà que nous avons vu de tous côtés, au moment où le choléra faisait une nouvelle invasion à Paris, publier et répandre des prescriptions en rapport avec les besoins du moment.

Lorsqu'en 1832 l'attention des médecins européens fut en éveil, en apprenant que le fléau cholérique indien se dirigeait vers l'ouest, en étendant ses progrès du nord au sud; que des hommes courageux allèrent au devant de ce vampire pour examiner ses traits, reconnaître son caractère; qu'en lui tout était énigmatique (jusqu'alors sa description était confuse, incompréhensible : elle se bornait presque à l'indication de sa marche rapide et bizarre et au récit effrayant de ses ravages); tandis qu'on cherchait à connaître la cause de ce fléau et que deux hommes, qui tenaient, l'un le sceptre de la médecine à l'École de Paris, l'autre celui de la chirurgie à l'École de Montpellier, expliquaient en même temps la nature du choléra d'une manière toute différente (Broussais, soumettant toutes les maladies au joug de l'irritation, ne voyait autre chose qu'une inflammation, caractérisée par la coloration en rouge, lividité des intestins, développement des follicules muqueux de Bruner et de Peyer ; Delpche, admettant l'existence d'un principe subtil qui pénétrait l'économie, avait cru reconnaître les lésions du système nerveux, et notamment des altérations des ganglions semi-lunaires et du plexus solaire), un médecin aussi modeste que savant, l'infatigable Magendie, celui qui disait un jour : « Chacun se compare, dans sa sphère, à quelque chose de plus ou moins grandiose : à Archimède, à Newton, à Galilée, etc., etc. Louis XIV se comparait au soleil. Quant à moi, je suis beaucoup plus humble, je me compare à un chiffonnier ; avec mon crochet à la main et ma hotte sur le dos, je parcours le domaine de la science et je ramasse ce que je trouve. » L'illustre Magendie nous a démontré que c'est dans le sang, dans l'altération de ce liquide, de cette précieuse humeur animale, qu'il était raisonnable de reconnaître la nature et de prouver l'essence du choléra asiatique. Son génie médical lui avait fait voir aussi l'influence épidémique et le premier signe de son action sur le système nerveux ; il avait compris ce que l'observation nous a enseigné depuis : que le caractère général, universel, de toute épidémie du choléra, est de disposer au relâchement des voies digestives et de favoriser l'excrétion plus ou moins abondante des matières liquides sécrétées à la surface de l'intestin. C'est ce qui avait conduit son esprit observateur et son génie naturellement investigateur à formuler le Punch tonique, qui produisait des résultats bien autrement heureux que ceux du système antiphlogistique de Broussais, qui ne voyait partout que des inflammations et des gastro-entérites, et qui n'avait trouvé que des antiphlogistiques pour les guérir.

L'histoire du choléra de 1832 dira qu'une de ses victimes, l'illustre Casimir Périer, le courageux ministre du roi Louis-Philippe, un des hommes les plus robustes et les plus solidement organisés de son époque, succomba épuisé, comme exsangue, moins par la violence des symptômes du choléra dont il était atteint, que par le traitement antiphlogistique qu'on avait rigoureusement mis en usage pour le guérir. La mort de cet homme d'état fut un deuil public, une perte irréparable pour la France et pour son roi, et la ruine complète du système antiphlogistique de Broussais, système trop exclusif, qui était frappé de mort, et ne devait et ne pouvait pas survivre à son auteur. Heureusement pour les progrès de la science thérapeutique et pour le bien de l'humanité, il le suivit de très-près au tombeau.

Par l'effet d'une influence inexplicable, mais réelle et d'une cause presque inconnue, le malade frappé par l'épidémie cholérique présente tous les symptômes du choléra indien : abattement, débilité et accablement des forces, vomissements, diarrhée, faiblesse du pouls, crampes, sueurs froides, voix cassée et éteinte, haleine glacée, suppression des urines, état algide, cyanose, asphyxie évidente.

Le cholérique sent une disparition complète des forces, le refroidissement des extrémités supérieures et inférieures, et du bout de la langue. Les ongles des pieds et des mains deviennent bleus, une chaleur interne brûlante, des crampes, des mouvements convulsifs, une complète altération des traits, les yeux caves, entourés, ainsi que la bouche, d'une couleur bleu-noir qui envahit bientôt presque tout le visage ; un état de désordre absolu, rarement du délire, et enfin, une espèce de léthargie, précurseur de la mort.

Lorsque la maladie rétrograde par l'effet du traitement ou des efforts conservateurs de la nature, les symptômes se modifient, diminuent, disparaissent; le pouls se régularise, le sommeil revient, le malade est en convalescence et les seules règles de la prudence le mettent hors de tout danger.

Souvent, pendant les accidents de la maladie, le malade éprouve une grande soif, un désir immodéré de boire de l'eau froide. Cette indication de la nature, ainsi que toutes les autres, ne doit pas être négligée par le physiologiste. On peut, dans ce cas, donner au malade de l'eau fraîche par cuillerées, y mettre même une ou deux gouttes de jus de citron, s'il le sollicite par instinct; lui accorder aussi de petits morceaux de glace dans la bouche. Par ce moyen si simple, l'on a vu souvent, en peu de temps, non seulement le malade délivré de cette soif inextinguible, mais encore entrer dans une douce et salutaire transpiration.

La réaction est d'autant meilleure, que toutes les fonctions se rétablissent parallèlement, sans précipitation, avec le retour de la sécrétion urinaire, des exhalaisons cutanées, et qu'elle éveille chez le malade un sentiment de bien-être en rapport parfait avec les modifications obtenues. Chaque fois que les choses se passent ainsi, on voit les malades sauter, pour ainsi dire, de la maladie à la guérison, et le médecin observe avec bonheur une douce et parfaite harmonie dans le réveil et le rétablissement complet de toutes leurs fonctions.

Le calme de l'esprit est une des conditions les plus nécessaires au maintien de l'équilibre de notre économie animale, mais il n'est pas donné à tout le monde de l'obtenir. Il faut pourtant le rechercher pour éviter les atteintes du choléra, et c'est sans doute pour ne l'avoir pas trouvé que beaucoup de personnes y succombent.

C'est par un tourbillon d'inquiétudes, de craintes, de terreurs et de toutes les affections morales, que les populations sont d'abord préparées et ensuite disposées à succomber sous l'attaque du choléra, et ce choléra, qui ne serait que le choléra naturel endémique de tous les climats, dans un temps de calme, ne prend celui des Indes que lorsque les dispositions morales favorables à son développement, portées au plus haut degré d'exaltation dans une population terrifiée, lui en présentent les conditions nécessaires.

**Cholérine.** — Toute diarrhée, en temps d'épidémie, ne peut et ne doit point être considérée comme prémonitoire; ce terme, en effet, implique une cause spéciale qui la sépare des autres diarrhées nées sous les influences ordinaires et communes.

Il est vrai que la diarrhée prémonitoire du choléra ne présente point par elle-même de caractère particulier, puisque les matières excrétées sont de couleur variable, tantôt brunes, tantôt jaunâtres, toujours liquides, mais à divers degrés de consistance; accompagnées ou non de gargouillements, quelquefois abondantes, quelquefois en petite quantité. Les seules conditions rationnelles sur lesquelles puisse être établi le diagnostic de la diarrhée épidémique ou prémonitoire, se basent sur l'exclusion de toutes les causes ordinaires du dévoiement, sur l'existence de la constitution médicale bien déterminée, sur un sentiment de faiblesse, de malaise, et même sur un état vertigineux, qui ne tarde point à se montrer, alors même que les garde-robe sont peu abondantes. A ces caractères généraux, on peut en ajouter un autre, qui appartient directement aux matières excrétées; je veux parler des dispositions à devenir séreuses, noires ou brunes : au début, les selles vont se décolorant à mesure qu'elles se multiplient, et quelquefois même, dès la première garde-robe, on voit couler de l'intestin de la sérosité presque pure.

Entre la diarrhée épidémique ou prémonitoire et le choléra confirmé, les auteurs ont placé un état intermédiaire, la cholérine. L'idée la plus parfaite qu'on pourra avoir de la signification de ce mot, destiné sans doute à marquer un stade ou plutôt un degré de la maladie, se trouve dans les termes suivants, empruntés à l'un des derniers bulletins de l'Académie des Sciences : « Dans la cholérine, les malades éprouvent des coliques, des crampes intestinales, accompagnées d'une abondante diarrhée et de l'évacuation fréquente d'un liquide blanchâtre, floconneux, produit morbide qui n'a pas d'analogie avec les liquides du corps humain à l'état physiologique, que l'on a comparé à l'eau de riz. » Cette description de la cholérine la rapproche tellement de la diarrhée prémonitoire, qu'on cherche en vain un caractère différentiel. Il est vrai que parfois la diarrhée séreuse, limpide, entremêlée de flocons ou de granules comparés au riz, débute brusquement et se présente ainsi dès la première selle.

La cholérine n'est donc qu'une manifestation abdominale, analogue à la diarrhée épidémique; mais peut-être plus voisine qu'elle de l'invasion du choléra.

Le choléra qui succède à la diarrhée prémonitoire, dit le docteur Mesnet, dans un excellent travail sur le choléra de 1865, s'annonce le plus ordinairement par les crampes; elles sont le témoignage de la pénétration plus profonde de l'influence épidémique et le premier signe de son action sur le système nerveux. L'observation des faits nous a rapproché de plus en plus de l'idée d'un empoisonnement à différents degrés, dans lequel le système nerveux du grand sympathique nous semble le premier atteint. Mais ce serait une erreur de croire que la diarrhée est le prélude obligé des crampes : le plus ordinairement, elle les précède; parfois aussi les crampes apparaissent brusquement au même moment que la diarrhée, et sont le premier signe du choléra d'emblée, Tantôt partielles, localisées à un membre ou partie d'un membre; tantôt générales et susceptibles de se porter sur les muscles du tronc, les crampes ont été le symptôme le plus fatigant, le plus douloureux pour beaucoup de nos malades; les membres inférieurs ont été leur siége d'élection. Nous pouvons dire d'une manière générale que leur fréquence et leur généralisation étaient en raison directe de la gravité du mal; cependant, il ne faudrait pas les considérer comme un symptôme constant dans la période algide, car elles ont manqué chez quelques-uns de nos malades qui ont eu le choléra au summum de gravité.

Ainsi, l'expression la plus bénigne du choléra confirmé comprend tous les malades qui, outre la diarrhée épidémique, avec ou sans vomissements, ont eu des crampes nettement accusées, quelquefois précédées, le plus souvent suivies d'un sentiment de faiblesse et de malaise général, indiquant l'invasion du système nerveux.

La période algide marque un degré plus avancé du choléra : une intoxidation plus profonde, si l'on peut ainsi dire. Au groupe de symptômes de la période précédente viennent s'ajouter d'autres phénomènes presque invariablement les mêmes, parmi lesquels les troubles de la circulation, de la respiration, de la calorification prennent le premier rang. Variable dans son intensité, dans son expression, la période algide nous a paru pouvoir être cliniquement présentée sous deux formes : 1° l'algidité incomplète, 2° l'algidité complète.

*Algidité incomplète.*—Les symptômes de la période précédente n'ont pas disparu, loin de là ; nous les avons vus le plus souvent prendre une intensité plus grande. La peau offre cette coloration livide d'abord, bleuâtre ensuite, si caractéristique ; mais elle n'est pas étendue à toutes les régions du corps ; elle est plus marquée à la face, aux extrémités, que vers le tronc où la chaleur n'est pas complétement éteinte. La circulation est ralentie, mais elle s'effectue encore, et les battements du pouls peuvent être comptés aux artères radicales ; ils sont réguliers, bien que petits et misérables. A mesure que la circulation se rétrécit, que la cyanose apparaît, que la chaleur va se perdant aux extrémités et à la langue, la peau présente une altération remarquable, caractérisée par la diminution de l'élasticité de son tissu : le pli artificiellement produit par le pincement est lent à s'effacer ; mais l'on ne constate pas encore les sueurs visqueuses, qui sont l'un des symptômes de l'algidité complète. Quel que fût le ralentissement des fonctions, l'intelligence restait toujours nette et précise, les réponses aux questions étaient assez rapidement formulées et on obtenait du malade des détails exacts, aussi bien sur l'invasion de sa maladie que sur les sensations actuellement perçues. Dans cette période l'oppression, l'anxiété, la sensation de barre thoracique peuvent être constatées, mais elles n'acquièrent pas l'intensité qu'on trouve dans la seconde forme.

Nous devons signaler encore la soif dévorante, l'altération profonde des traits du visage, le timbre rauque et cassé de la voix, la suppression des urines.

*Algidité complète.*—Le refroidissement est général : la peau communique à la main qui la touche une sensation glaciale ; elle est visqueuse, ses rides sont profondément creusées, et les plis faits par le pincement ne s'effacent pas. La coloration bleuâtre, la cyanose est plus profonde, plus étendue ; dans quelques cas, elle s'est montrée sous forme de véritables plaques saillantes sur le front, les membres, avec une teinte plus foncée encore et comme ardoisée. L'amaigrissement est tellement prononcé que les doigts, à leurs extrémités, sont ridés, comme macérés. La circulation est à peu près complétement abolie ; l'ondée sanguine ne soulève plus les artères ; à peine trouve-t-on quelques vibrations confuses, irrégulières, correspondant à l'ébranlement que la contraction affaiblie du cœur produit sur le système artériel. On n'observe plus, à cette période, la diarrhée, les vomissements et les crampes ; les liquides de l'intestin séjournent, ou bien s'écoulent involontairement. Ce qui domine, c'est une tendance irrésistible au sommeil, qu'interrompent à chaque instant l'angoisse et l'oppression. Toutes les fonctions sont ralenties, et l'intelligence, jusque là restée intacte, s'engourdit à son tour. Point d'excitation cérébrale, point de délire. La respiration est lente, irrégulière, saccadée par instants ; le malade prend un aspect cadavéreux, tous les signes enfin de la mort prochaine.

Par l'effet d'une influence inexplicable, mais réelle ; par suite d'une sorte d'empoisonnement de toute l'économie et principalement du système nerveux du grand sympathique, dont les fonctions sont plus ou moins altérées, le sang renfermé dans les vaisseaux éprouve une subite et prompte décomposition ; dès lors, le malade est comme foudroyé. Qu'arrive-t-il ? Des vomissements, des déjections alvines se manifestent ; c'est le serum du sang qui s'échappe par les voies digestives. La face, les membres, d'autres parties du corps se colorent en bleu ou en noir : c'est que la partie solide du sang s'arrête, par défaut de liquidité, dans les vaisseaux capillaires ; non seulement la peau, mais les tissus les plus profonds, les plus solides, prennent une teinte rougeâtre, bleuâtre, ce qui fait dire que les malades sont cyanosés. Ouvre-t-on une grosse veine, il en découle un sang épais comme du meconium, comme une gelée ; ouvre-t-on une artère, il n'en découle souvent rien, et l'on y trouve une concrétion sanguine. Qui pourrait, à toutes ces choses, ne pas reconnaître une altération du sang ?

Mais voyez les conséquences ! La plus grande masse du sang fuit par les déjections ; faute de liquide, l'économie animale se dessèche promptement, tous les tissus s'affaissent, il survient une maigreur rapide et effrayante. N'est-il pas naturel, dans cet état extraordinaire, que toute l'économie soit souffrante, que les malades aient des crampes et d'autres phénomènes nerveux ; que la voix exprime une anxiété profonde, qu'elle soit faible, flûtée et comme éteinte ? Est-il étonnant que les malheureux cholériques éprouvent de l'oppression, de l'étouffement, qu'ils s'asphyxient lorsque leurs vaisseaux sanguins, qui parcourent les poumons, ne renferment plus qu'un sang concret, et que l'influence nerveuse ne jouit plus de toute son intégrité ? Peut-on s'étonner maintenant que, lorsque le sang est décomposé dans ses vaisseaux, que sa partie liquide s'écoule rapidement, que sa partie solide reste seule ou presque seule, tous les phénomènes surprenants du choléra se manifestent ?...

Le choléra-morbus, que la majorité des médecins regarde aujourd'hui comme ayant quelque chose de contagieux, est évidemment une maladie très-grave, qui consiste dans l'altération du sang et de l'influence nerveuse du grand sympathique. Aussi sévit-il principalement chez les individus qui ont le liquide appauvri par des privations, par des travaux pénibles, par toutes sortes d'excès, par la misère ; tandis que ceux qui sont dans des conditions hygiéniques opposées sont moins accessibles : il y a des exceptions, sans doute ; mais elles sont rares. De là découle le mode de traitement prophylactique qui consiste essentiellement à faire du *bon sang*, c'est-à-dire à rendre ce fluide pur, riche en principes.

La cause est une : c'est le choléra, entité morbide presque

inconnue dans son essence, mais dont l'influence est irrévocablement marquée par la débilité et l'accablement des forces; seulement, chez les uns la lutte va plus ou moins promptement s'établir énergique, réparatrice; chez les autres, elle restera faible, impuissante; ceux-là regagneront le terrain perdu, ils pourront remonter la pente sur laquelle ils se seront arrêtés; ceux-ci succomberont sans avoir pu même faire effort pour se dégager. Les phases d'un travail qui tend à rétablir l'équilibre, à ramener l'harmonie au milieu des fonctions troublées, à substituer enfin la santé à la maladie, constituent essentiellement la période de réaction; elle doit être le but vers lequel se concentreront tous nos moyens d'action; c'est à la diriger que tendront tous les efforts de la thérapeutique; nous la verrons tantôt franche, tantôt modifiée dans ses caractères, soit par une idiosyncrasie spéciale, soit par des habitudes antérieures, qui imprimeront à sa marche des allures toutes particulières.

Ce sont ces impressions et ces idées pratiques qui nous ont conduit à formuler le Punch fortifiant et réparateur et le Liniment confortatif et stimulant, agents thérapeutiques les mieux appropriés, qui répondent à tous les symptômes graves du choléra, qui ne manquent jamais de les combattre, de les détruire et de les anéantir.

Le Punch fortifiant et réparateur et le Liniment confortatif et stimulant, que nous avons formulés, sont une heureuse combinaison des substances que les plus grands praticiens ont employées avec succès pour combattre le choléra; substances fortifiantes et stimulantes, telles que sous-nitrate de bismuth, diascordium, thériaque, acétate d'ammoniaque, camphre, éther, thé, café, menthe, que l'expérience et l'observation nous ont fait regarder comme les moyens les plus efficaces pour amener la guérison de cette cruelle maladie.

Notre honorable et savant confrère, le docteur Mesnet, esprit pratique, observateur, attentif, profond et sagace, qu'on doit prendre pour modèle, nous dit, à la page 25 de l'ouvrage qu'il a publié sur le choléra de 1865 (service de l'hôpital St-Antoine) : « Presque tous les malades qui nous sont arrivés avec les caractères de la diarrhée épidémique ont été traités par l'ipécacuanha, à la dose de 1 gramme 50 à 2 grammes, soit seul, soit associé à 30 grammes de sulfate de soude. L'action stimulante et perturbatrice de l'ipécacuanha nous a semblé modifier heureusement les sécrétions intestinales, et réveiller chez les malades une circulation plus large. J'ai plusieurs fois répété le vomitif pendant deux ou trois jours consécutifs. Lorsque les évacuations persistaient, j'arrivais alors à l'emploi des préparations opiacées, et plus particulièrement du laudanum de Sydenham, à la dose de 30, 40, 50 gouttes, administré soit par la bouche, soit par le rectum. Dans quelques cas où les vomissements ont eu une grande opiniâtreté, j'ai obtenu de bons résultats de l'usage de la glace, prise par morceaux, à l'exclusion de toute autre boisson.

» Chaque fois que j'ai eu affaire au choléra confirmé, je n'ai point fait autre chose que de mettre en œuvre, suivant les exigences particulières de chaque cas, et avec une énergie proportionnée au péril même, les moyens rationnellement indiqués pour combattre les symptômes prédominants, et pour ramener la vie défaillante, c'est à savoir : les révulsifs cutanés et les stimulants diffusibles. Les frictions sèches ou aromatiques, le massage répété des membres, les sinapismes promenés en grand nombre sur la poitrine, sur le ventre, les épaules, ont été journellement employés. Dès le début de l'épidémie, j'ai eu recours aux bains sinapisés dans lesquels je laissais mes malades de 20 à 30 minutes ; mais bientôt j'acquis la conviction, qu'insensibles à l'action de la moutarde, ils étaient au sortir du bain plus froids, plus engourdis qu'au moment où on les y portait. De pareils résultats allaient me conduire à abandonner l'usage de cette médication, quand j'essayai de combiner les frictions avec les bains sinapisés, et de préparer l'excitation de la moutarde par de vigoureuses frictions faites sur le corps quelques minutes avant l'administradu bain. J'observai alors que la peau, rougie et échauffée par l'action toute mécanique du frottement, devenait sensible à l'action irritante de la moutarde, et conservait, pendant toute la durée du bain, la chaleur qui lui avait été communiquée par les manœuvres préalables. L'expérience ne tarda pas à me démontrer que le bain donné ainsi, deux ou même trois fois par jour, dans la période algide, était le mode d'excitation périphérique dont j'obtenais les meilleurs résultats : les malades eux-mêmes avaient le sentiment de l'opportunité de cette médication, car ils demandaient à la renouveler sous l'impression du soulagement qu'elle leur avait donné.

» Aux médications externes dont je viens de parler, je n'ai point cessé de joindre les stimulants internes, tels que le thé, la menthe, le vin chaud, le café, le rhum, l'acétate d'ammoniaque. Grâce à cette médication attentivement surveillée, j'ai été assez heureux pour ramener à la vie quelques-uns des cholériques les plus graves que j'ai eus dans mes salles. »

A la page 41, le docteur Mesnet ajoute : « Parfois nous avons vu la diarrhée ou les vomissements persister isolément comme si le mouvement sécrétoire de la muqueuse intestinale se continuait longtemps après la disparition des autres accidents. Cette disposition organique, qui n'avait point de gravité par elle-même, était non seulement une cause d'épuisement, mais encore un obstacle à l'alimentation de nos malades. Dans la grande majorité des cas, elle a cédé à l'usage des opiacés continués pendant plusieurs jours : la thériaque ou le diascordium, associé au sous-nitrate de bismuth, ont été les préparations que nous choisissions de préférence, à cause des principes astringents qu'elles contiennent.

C'est avec ces puissants et salutaires ingrédients que nous avons formulé notre Punch fortifiant et réparateur et notre Liniment confortatif et stimulant, dont l'usage, soit pour lutter contre les progrès du mal, soit pour réveiller les fonctions organiques compromises dans l'algidité, est toujours suivi d'un heureux résultat.

En faisant usage à l'intérieur et à la dose de deux à quatre cuillerées à bouche par jour, du Punch fortifiant et réparateur et du Liniment confortatif et stimulant, employé en frictions sur la poitrine, sur le ventre et sur les membres, le cholérique sent son individualité se réveiller dans ses caractères essentiellement vitaux. Les fonctions gastriques, intestinales et nerveuses du grand sympathique, troublées, altérées, sont heureusement modifiées, et la diarrhée, les vomissements et les crampes ont aussitôt disparu. Une circulation plus large, le développement lent et graduel du pouls, s'élevant à une fréquence toujours modérée, le retour de la chaleur aux extrémités et à la langue, une respiration plus facile et plus large, une coloration plus ou moins rosée de la peau, qui perd la teinte livide ou cyanique, semble devenir turgescente ; une modification telle dans l'apparence extérieure du malade que, d'un jour au lendemain, il semble avoir repris du corps, et on croit voir le malade sauter, pour ainsi dire, de la maladie à la guérison.

Si l'abattement du malade, la faiblesse du pouls, la voix cassée, la diarrhée et l'état algide persistent indépendamment de l'administration du Punch fortifiant et réparateur, donné à la dose de trois ou quatre cuillerées à bouche par jour, et du Liniment stimulant, employé en frictions répétées trois ou quatre fois dans la journée, on doublera la dose de notre Punch et on combinera les frictions avec notre Liniment stimulant et le bain général sinapisé, et on préparera l'excitation de la moutarde par de vigoureuses frictions sur tout le corps, quelques minutes avant l'administration du bain.

Ces moyens, employés avec énergie et circonspection, ne manqueront jamais, nous en avons la certitude, de combattre avec succès la diarrhée, les vomissements, les crampes, l'état algide, la cyanose, symptômes les plus graves et les plus à craindre de la maladie cholérique.

Quand il s'agit d'un mal continuel ou fréquent, comme maux d'estomac, diarrhée, digestions difficiles, une cuillerée à bouche de Punch fortifiant le matin à jeun, et une autre après chaque repas suffiront.

S'il s'agit au contraire d'une indisposition passagère, subite, comme les indigestions, les coliques, etc., on prend une cuillerée du Punch fortifiant toutes les demi-heures, jusqu'à ce que l'indisposition soit passée ou beaucoup améliorée. Si l'indisposition est forte, on donne de suite deux cuillerées de Punch, puis ensuite une toutes les demi-heures, jusqu'à soulagement.

Dans la cholérine ou la diarrhée qui précède le choléra, on prend de suite deux cuillerées à bouche, puis une cuillerée toutes les demi-heures, jusqu'à notable amélioration. Quand le mal diminue et ne présente plus de danger, on se borne à trois ou quatre cuillerées par jour, et l'on continue, dans tous les cas, l'usage de ce remède quelque temps encore, pour éviter une rechute.

Dans le temps d'épidémie, un verre à liqueur de notre Punch fortifiant et réparateur, pris le matin à jeun, produit, surtout chez les personnes sujettes à sortir de bonne heure, une action bien plus efficace sur les voies digestives que le vin, les infusions de camomille, de menthe, de café ou de thé.

Ensuite, les personnes habituées à ne boire que de l'eau, dont la nature peut souvent contribuer à développer la diarrhée, feront bien d'y ajouter, par litre, deux à trois verres à liqueur du Punch fortifiant et réparateur pour la corriger et lui donner du ton. On agira de même toutes les fois que l'on sera réduit à boire de l'eau de mauvaise qualité ou capable de troubler les fonctions digestives. On sait, en effet, que la cholérine est toujours précédée de diarrhée qu'il importe de prévenir ou d'arrêter à son début. Or, pendant qu'on digère bien, pas de diarrhée, et, partant, pas de choléra.

Un autre moyen efficace pour combattre avec succès ou prévenir les digestions difficiles, les dyspepsies et les autres troubles digestifs, c'est une infusion de menthe, à laquelle on aura ajouté une ou deux cuillerées à bouche du Punch réparateur, qu'on fera prendre tous les matins aux personnes qui ont des faiblesses d'estomac. L'infusion théiforme de menthe, nous dit le professeur Trousseau, dans son *Traité thérapeutique*, est une boisson ordinaire, très-utile aux personnes anémiques, qui sont alors tourmentées, comme pendant les convalescences des graves maladies, par une foule d'accidents nerveux, d'insomnie, d'inappétence, de dyspepsie, etc. Nous n'avons jamais fait usage d'une autre boisson dans la période de concentration du choléra asiatique, et elle est parfaitement indiquée dans tous les flux excessifs qui paraissent être dominés par un état spasmodique et nerveux, grave et profond, et au milieu desquels surviennent rapidement la réfrigération, la petitesse et l'irrégularité du pouls, une grande inertie des fonctions respiratoires, l'extinction de la voix, le sentiment d'une chaleur brûlante concentrée dans quelque cavité splanchnique, des contractures ou des convulsions partielles, etc.; car ces symptômes ne sont pas seulement propres au choléra asiatique, mais à tous les flux exagérés ainsi qu'à certaines espèces de fièvres intermittentes pernicieuses.

Si l'alimentation, en respectant les lois de la prudence, est bien supportée, on doit nourrir le malade, en cherchant à relever et à augmenter ses forces, par des jus de viande et par des viandes rôties et grillées, et par du vin vieux de Bordeaux.

M. le docteur Colson avait communiqué à l'Académie de Médecine le résultat de ses expériences, par l'injection, dans les veines des cholériques, d'une solution alcaline. Considérant la teinte de ces malades comme étant due à l'asphyxie et à la stase du sang dans les capillaires, M. Colson eut l'idée de mélanger à ce sang un liquide capable de lui rendre, momentanément au moins, quelques unes de ses propriétés. Dans ce but, il injecta dans les vaisseaux veineux, au moyen d'une seringue à robinet, à double effet, et par la basilique, une solution contenant, dans 1,250 grammes d'eau distillée, 12 grammes de chlorure de soude, 8 grammes de lactate de soude et 3 grammes de phosphate de soude, proportions analogues aux chiffres des sels alcalins du sérum.

La pratique proposée par M. Colson n'est point nouvelle; ce traitement, déjà expérimenté par Magendie en 1832, l'a été également sans succès en 1849, par le docteur Briquet, et dernièrement encore, à l'hôpital Lariboisière, M. Hérard n'en a obtenu que des résultats peu satisfaisants. Comme M. Colson, tous les expérimentateurs ont observé qu'à la suite des injections dans les veines les cholériques semblaient revenir à la vie; mais cette amélioration ne dure que quelques instants, et bientôt reparaissent la cyanose et les refroidissements.

Ces insuccès ont fait classer le moyen proposé par M. Colson, de Beauvais, à la suite de ceux dont on a constaté l'inefficacité.

Le Punch réparateur que nous avons formulé recompose, refait le sang, le purifie, lui donne un principe de vie, de vitalité et de vigueur; il fortifie la constitution, régularise les fonctions, établit un juste équilibre entre elles et facilite les digestions, enlevant les pesanteurs de l'estomac. Il guérit les spasmes, suite des digestions pénibles. Son goût agréable, la facilité avec laquelle il est supporté, l'ont fait adopter comme spécifique certain des maladies des voies digestives et des affections cholériques.

Considéré sous ce point de vue général, le Punch réparateur est un excellent stomachique, doué de vertus à la fois toniques et antispasmodiques; il a pour action spéciale de donner du ton aux intestins; il exerce sur l'estomac une action des plus salutaires. Pris avant le repas, il réveille les fonctions de cet organe; pris après le repas, il facilite les digestions sans apporter aucun trouble dans l'économie.

Le Punch fortifiant et réparateur, par ses éléments, réunit les qualités requises pour agir simultanément sur tous les organes dont les fonctions ont besoin d'être tonifiées, sans exposer à une irritation dangereuse; il est à la fois tonique, digestif, sudorifique, en même temps que les substances sédatives qui entrent dans sa composition calment les céphalalgies qui accompagnent les troubles digestifs.

N'est-il pas admis, du reste, que le choléra frappe le système nerveux des organes de la vie végétative : estomac, intestins, poumons et cœur? Or, c'est précisément sur les nerfs du système ganglionnaire qu'agit le Punch réparateur; son action, dans ce cas, est donc toute naturelle.

Depuis la création de ce produit, tout est venu confirmer son action préventive et curative dans les troubles de l'appareil gastro-intestinal, et surtout dans les prodromes du choléra.

Dans les épidémies qui ont précédé celle qui règne aujourd'hui dans Paris, une vérité consolante pouvait être présentée aux familles, c'est qu'on avait très-rarement remarqué que des jeunes gens ou des enfants aient été attaqués par cette maladie. L'enfance, par la tranquillité de son esprit et la pureté de sa conscience, paraissait même constituer la condition d'exception la plus positivement constatée.

L'épidémie régnante sévissant surtout sur les enfants et les jeunes gens, parmi lesquels elle a déjà fait de cruels ravages, nous avons remarqué, avec plusieurs de nos honorables confrères, que ceux qui avaient pu faire usage du Punch fortifiant et réparateur, à l'invasion des premiers symptômes gastriques et des premiers troubles des fonctions intestinales, c'est-à-dire aux premiers vomissements et à la première diarrhée, n'avaient pas tardé à en ressentir les heureux effets, et que l'administration de notre Punch réparateur, donné à doses assez fortes (de deux à quatre verres à liqueur), en vingt-quatre heures, ayant aussitôt dissipé tous les symptômes gastriques, avait ramené l'intégrité des fonctions gastro-intestinales et même un certain degré d'énergie et de forces dans toute l'économie.

Au premier embarras gastrique, au premier trouble des fonctions intestinales, aux premiers vomissements et à la première diarrhée de leurs enfants, les parents feront bien de leur faire prendre une cuillerée à café du Punch fortifiant et réparateur, toutes les heures, jusqu'à ce que les accidents soient arrêtés, et si les petits et jeunes malades ont des faiblesses d'estomac, les digestions difficiles, le teint pâle, la fibre molle et du dégoût pour l'alimentation, on fera encore bien de leur faire prendre chaque jour un verre à liqueur de notre Punch fortifiant et réparateur, avant et après le repas.

Si les secours de l'hygiène tiennent souvent du prodige, si la ville de Paris, notre Athènes moderne, qui fut si horriblement frappée par les épidémies cholériques de 1832 et 1849,

Quœque ipse miserrima vidi
Et quorum pars magna fui,

se trouve aujourd'hui si heureusement dotée, sous le rapport de l'hygiène, qui, d'après un grand philosophe, est moins une science qu'une vertu, grâce aux grands et utiles travaux dont peut se glorifier le siècle où nous vivons, et qui n'en font pas moins honneur aux magistrats qui les ont fait exécuter qu'à ceux qui les premiers en ont fait sentir le besoin; sachons reconnaître, disons avec bonheur, que des maisons élégantes, spacieuses et bien aérées; des rues bien percées, qui permettent à l'air de circuler librement; des places publiques agrandies dans tous les sens, décorées de monuments qui attestent nos succès en architecture, offrant partout l'aspect le plus régulier, semblent disposées pour servir de réservoir à l'air pur; de nombreuses fontaines, sources de santé et de vie, et des milliers d'arbres qui ornent nos quais, nos boulevards, nos places et nos jardins, tendent sans cesse à entretenir la pureté de l'air. L'étalage du luxe est devenu une source de bonheur et l'opulence a contribuée à la santé publique. Paris, cette métropole du monde civilisé, indépendamment de son élégance, de ses merveilles, offre donc aujourd'hui toutes les conditions requises pour la salubrité.

En voyant toutes ces heureuses transformations, tout homme impartial se demande ce qu'il doit le plus admirer, ou la grandeur et l'utilité de ces magnifiques travaux, ou la volonté et la persévérance qui les ont conduits à bonne fin.

Le Docteur MENVILLE.

*Paris*, 14 *Août* 1866.



Pour le **Punch fortifiant et réparateur** et pour le **Liniment stimulant,** s'adresser aux principales pharmacies de Paris, et à l'auteur, qui reçoit en consultation, tous les jours, de midi à 2 heures, **rue Saint-Florentin, 12,** à Paris.

971 — Imp. Michels-Carré, imp. de la Grosse-Tête, 5. — Maison pass. du Caire, 8 et 10.

www.ingramcontent.com/pod-product-compliance
Ingram Content Group UK Ltd.
Pitfield, Milton Keynes, MK11 3LW, UK
UKHW020501220726
13923UKWH00006B/2679

9 782019 295776